BEI GRIN MACHT SICH IHR
WISSEN BEZAHLT

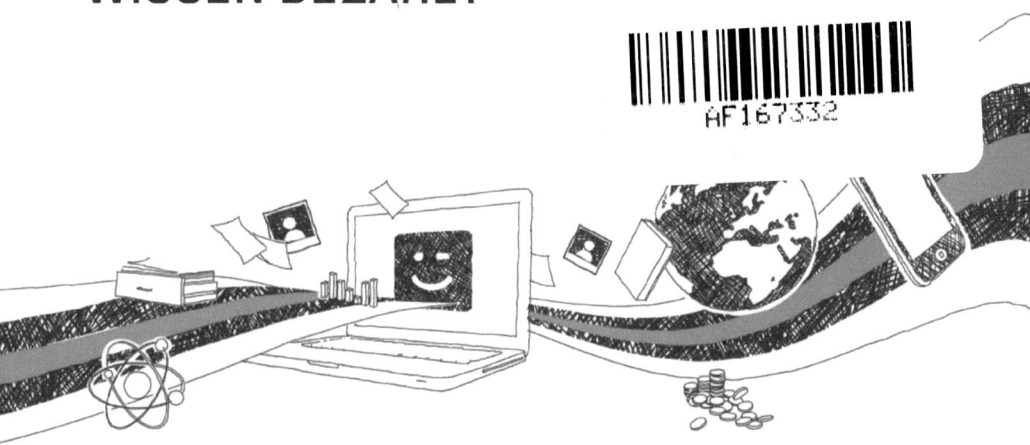

- Wir veröffentlichen Ihre Hausarbeit,
  Bachelor- und Masterarbeit

- Ihr eigenes eBook und Buch -
  weltweit in allen wichtigen Shops

- Verdienen Sie an jedem Verkauf

Jetzt bei www.GRIN.com hochladen
und kostenlos publizieren

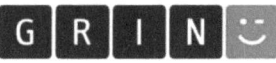

Prävention in der Gesundheitspychologie. Handlungsfelder universeller und individueller Prävention

Jacqueline Sander

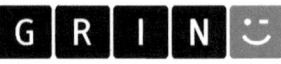

Bibliografische Information der Deutschen Nationalbibliothek:

Die Deutsche Nationalbibliothek verzeichnet diese Publikation in der Deutschen Nationalbibliografie; detaillierte bibliografische Daten sind im Internet über http://dnb.d-nb.de abrufbar.

ISBN: 9783346600592
Dieses Buch ist auch als E-Book erhältlich.

Druck und Bindung: Books on Demand GmbH, Norderstedt Germany
Gedruckt auf säurefreiem Papier aus verantwortungsvollen Quellen

Das vorliegende Werk wurde sorgfältig erarbeitet. Dennoch übernehmen Autoren und Verlag für die Richtigkeit von Angaben, Hinweisen, Links und Ratschlägen sowie eventuelle Druckfehler keine Haftung.

Das Buch bei GRIN: https://www.grin.com/document/1177384

EINSENDEAUFGABE

Handlungsfelder der Prävention

Alternative D

abgegeben am: 27.12.2021

SRH Fernhochschule

Modul: Handlungsfelder der Prävention (BHANPR)
Studiengang: Prävention und Gesundheitspsychologie

Von

Jacqueline Sander

Studiengang: Prävention und Gesundheitspsychologie

Inhaltsverzeichnis

In der folgenden Arbeit wird aus Gründen der besseren Lesbarkeit ausschließlich Das generische Maskulinum verwendet.

1 Universelle Perspektiven der Prävention

Die universelle Prävention richtet sich immer an die gesamte Bevölkerung oder ganze Bevölkerungselemente (z.B. arbeitende Bevölkerung in vorwiegend sitzender Tätigkeit).

An dieser Stelle sollen Prävention (Vorbeugung) und Gesundheitsförderung ineinander übergehen und sich ergänzen. In der universellen Prävention wird die Stärkung gesundheitsfördernder Schutzfaktoren mit einbezogen.

1.1 Interne und externe Ressourcen in der Arbeitsorganisation

Die Gesundheitsförderung orientiert sich an Antonovskys [Antonowsky, 1997] Idee der Salutogenese. Dabei steht die Gesundheit im Zentrum. Wichtig sind die Betrachtung und Untersuchung der Dinge, welche den Menschen gesund erhalten, auch wenn er (großen) Belastungen ausgesetzt ist.

Es muss ein Verständnis für gesundheitsschützende und wiederherstellende Faktoren vorhanden sein. Dazu zählen die im folgenden aufgeführten Ressourcen. In der allgemeinen Fachliteratur wird zwischen internen und externen Ressourcen unterschieden. Externe (im Umfeld liegende) Ressourcen werden nochmals untergliedert in organisationale und soziale Ressourcen. Unter internen Ressourcen werden die personalen (innenliegend) verstanden. Ressourcen können vor Belastungen schützen und/ oder die Gesundheit unterstützen und positiv beeinflussen. Sowohl Belastungen als auch Ressourcen " (…) können körperlicher (biologischer), psychischer, sozialer oder struktureller Art sein." [9.1 Gesundheitsförderung und Prävention – Begriffsklärung | Nationaler Gesundheitsbericht 2020]

Als *externe Ressourcen* werden, unter der organisationalen Betrachtung, folgende angeführt:

- Aufgabenvielfalt

- Tätigkeitsspielraum

- Qualifikationspotential

- Partizipationsmöglichkeiten

- Zeitelastizität

Es kann davon ausgegangen werden, dass eine Person, welche in höherem Maße eigene Entscheidungen im Unternehmen treffen darf, weniger unter hohen Belastungen leidet. Dies trifft ebenso auf eine große Aufgabenvielfalt und Zeitelastizität zu. Ein Mitarbeiter, welcher ständig unter dem Druck steht, zu viele Aufgaben in zu wenig Zeit erledigen zu müssen oder keine flexible Zeiteinteilung zur Verfügung hat, leidet demzufolge eher unter der Beeinträchtigung des Wohlbefindens. Durch gewährte Flexibilität und Freiheit am Arbeitsplatz, kann ein Mitarbeiter sich weiterentwickeln und individuelle Strategien zu entlastenden Arbeitsweisen finden. Damit kommt es automatisch zu weniger Stresssituationen und geringeren gefühlten Belastung.

Unter die soziale Betrachtung der externen Ressourcen fallen:

- Unterstützung durch Vorgesetzte

- Unterstützung durch Kollegen

- Unterstützung durch Partner

- Unterstützung durch andere Personen

- Positives Sozial- und Arbeitsklima

Auch an dieser Stelle kann gesagt werden, dass Unterstützung durch die o.g. Personen eine hohe Belastung abmildern können. Hacker und Richter [Richter & Hacker, 2012] sprechen hier von der „puffernden Wirkung" belastender Faktoren auf die Gesundheit durch erlebte soziale Ressourcen.

Zu *internen* (personalen) *Ressourcen* gehören:

- Kognitive Kontrollüberzeugung

- Kohärenzerleben

- Optimismus

- Selbstkonzept (Kontaktfähigkeit, Selbstwertgefühl)

- Handlungsmuster

- Bewältigungskompetenzen und

- Wissen/ Kompetenz angesehen. [Richter und Hacker, 2012, Bareiß et al, 2016]

Ist sich eine Person ihrer eigenen internen Ressourcen bewusst und weiß diese auch zu nutzen, nimmt damit die (gefühlte) Belastung ab. Eine dieser Ressourcen ist beispielsweise die kognitive Kontrollüberzeugung. Die Person geht davon aus/ weiß, dass sie die belastende Situation bewältigen kann. Gründe dafür können u.a. das Wissen sein, eine ähnliche Situation in der Vergangenheit schon gelöst und gemeistert zu haben. Mit Optimismus, einer grundsätzlichen positiven Grundeinstellung und dem Vertrauen in die eigenen Bewältigungskompetenzen lässt sich die Gesundheit und das Wohlbefinden stärken und damit die Belastung vermindern.

Es muss immer davon ausgegangen werden, dass vorhandene externe Ressourcen nur im Zusammenspiel mit den internen Ressourcen genutzt werden können. Ohne die Befähigung dazu und den Glauben an sich selbst, kann auch aus den besten externen Ressourcen kein Nutzen gezogen werden. Fehlen einer Person die nötigen Lebenskompetenzen, können die Herausforderungen des Lebens nur mangelhaft bewältigt werden. All " (…) jene Fähigkeiten, die Menschen benötigen, um mit den Aufgaben des täglichen Lebens erfolgreich umzugehen" werden als Lebenskompetenzen angesehen. [BZgA-Leitbegriffe: Lebenskompetenzen und Kompetenzförderung]

1.2 Fallbeispiel

Frau Melanie Michaelis arbeitet im Stab des Tochterunternehmens einer großen Bank. Sie ist seit über einem Jahr pandemiebedingt mit zwei Kindern (8 und 11 Jahre) im Homeoffice. Es gibt keinen voll ausgestatteten ergonomischen Arbeitsplatz. Besprechungen finden ausschließlich virtuell oder telefonisch statt. Sie lebt verheiratet mit ihrem Partner zusammen.

Mit Hilfe zweier Fragebögen zur Erfassung der aktuellen Ressourcenrealisierung (RES) wurden die Fähigkeiten zur Bewältigung von Belastungen ermittelt. [Fragebogen zur Erfassung der aktuellen Ressourcenrealisierung (RES) - PDF Free Download (docplayer.org) ,] Frau

Michaelis sollte damit ihre aktuelle Lage und Verfassung, sowohl beruflich als auch privat, einschätzen.

Es wurde festgestellt, dass Frau Michaelis grundsätzlich schon einige gute Bewältigungsressourcen verinnerlicht hat. Ihre Motivation sich im Unternehmen einzubringen ist als hoch einzuschätzen. Sie kann das Unternehmen in Bezug auf Produkte, Dienstleistungen und als Arbeitgeber weiterempfehlen. Die Zusammenarbeit mit den direkten Vorgesetzten/ Führungskräften schätzt Frau Michaelis als gut bis sehr gut ein. Zu der Aussage: "Bei meiner Arbeit sind keine unnötigen Störungen vorhanden" äußerte sie sich positiv mit "trifft (fast voll) zu". Dies sollte kritisch betrachtet werden, da im Homeoffice mit zwei schulpflichtigen Kindern, welche nur im Wechselunterricht oder gar nicht die Schule besuchen dürfen, oftmals Störungen auftreten. Es muss davon ausgegangen werden, dass Frau Michaelis die Aussage so beantwortet hat, als könnte sie ins Büro gehen. Die Kommunikation im Unternehmen, den Umgang mit den Kollegen und die eigene Zufriedenheit, bewertet sie fast durchgehend positiv.

Im Bereich der personalen (internen) Ressourcen erscheint Frau Michaelis grundsätzlich gut aufgestellt. Mehrfach äußerte sie, dass sie in letzter Zeit etwas geschafft hat, auf das sie stolz sein kann. Das deutet unter anderem auf eine gute kognitive Kontrollüberzeugung als auch auf gutes Kohärenzerleben hin. Frau Michalis gibt an regelmäßig Sport zu treiben und andere Aktivitäten auszuführen, welche sie ausfüllen. Dies habe u.a. auch dabei geholfen frühere Krisen zu bewältigen. Des Weiteren finden sich an mehreren Stellen Hinweise darauf, dass sich durch gute Vorbereitung und Planung, Ergebnisse zeigten, auf welche Frau Michaelis stolz war. Damit kann auch von einer positiven Einstellung bezüglich Selbstinstruktion und (Situations)Kontrollbemühung ausgegangen werden. Bei der Bewältigung von (alltäglichem) Stress sei es hilfreich gewesen, sich vor Augen zu führen, dass die Situation nur vorübergehend sei. Des Weiteren einen Schritt zurückzutreten, um sich einen Überblick zu verschaffen und im Zuge dessen auch Ziele und Fortschritte zu betrachten und sich damit zu motivieren.

Die Ehe erscheint glücklich. Die Partnerschaft findet auf Augenhöhe statt. Frau Michaelis kann ihre Stärken und Schwächen gut einschätzen. Sie versucht offensichtlich auf sich zu achten und scheint vielfach auf vorhandene Ressourcen zur Bewältigung zurückzugreifen.

1.3 Handlungsempfehlungen zum Fallbeispiel

Trotz einer guten Ausgangslage gibt es bei Frau Michaelis an verschiedenen Stellen noch Möglichkeiten den Zugriff auf interne und externe Ressourcen zu verbessern.

Udris und Rimann [Udris und Rimann, 2000] zählen zu der organisationalen Ressource auch betriebliche Bedingungen und **Hilfsmittel,** welche einen gesundheitsschützenden Charakter haben und es damit der Person erleichtern "mit den Anforderungen bei der Arbeit zurecht zu kommen und Belastungen auszuweichen" [ebd., S. 132]. In Kapitel 1.2 wurde festgestellt, dass Frau Michaelis seit über einem Jahr im Homeoffice arbeitet, ohne einen voll eingerichteten Arbeitsplatz. Im Zuge dessen ist es nötig Frau Michaelis zu verdeutlichen mit ihren Vorgesetzten zu sprechen, damit geeignetes Material zur Verfügung gestellt wird. Beispiele dafür könnten ein ergonomischer Stuhl, ein zusätzlicher Bildschirm, eine ergonomische Computermaus oder ein höhenverstellbarer Schreibtisch sein. Sollten die Führungskräfte dies nicht bewilligen/ bereitstellen können, sollte Frau Michaelis in einen Gymnastikball investieren, um dem einseitigen Sitzen entgegenzuwirken. Dies würde in jedem Falle positive Auswirkungen auf den Gesundheitszustand haben. In der Auswertung der Fragebögen wurde festgestellt, dass Frau Michaelis diesbezüglich noch besser in sich selbst investieren sollte. Auf einer Bewertungsskala von 0 (nie) bis 6 (sehr häufig) wurde eine 4 angegeben.

Zusätzlich zu den sportlichen Aktivitäten (Pilates, Fahrrad fahren) wäre es empfehlenswert zusätzliche Entspannungseinheiten in den Alltag einzubauen. Möglich wären Meditation (z.B. per App) oder Atemübungen (um Stress abzubauen undKörper und Geist zu entspannen). Falls Frau Michaelis zu den Menschen gehört, welche sich lieber aktiv entspannen, wäre progressives

Muskelrelaxing (aktives Anspannen und Entspannen der Muskeln) oder achtsames Gehen empfehlenswert. Diese Möglichkeiten führen in der Regel 'automatisch' zu mehr Ruhe und Gelassenheit. Hier ließ der Fragebogen Bedarf zu besserer Nutzung der Ressourcen erkennen. Diese Alternativen ermöglichen Frau Michaelis ein Rückbesinnen auf sich selbst. Des Weiteren unterstützen diese Aktivitäten die zeitweise Ablenkung von einer Belastung und führen damit auch zum Überdenken des Problems (und tragen zu dessen Lösung bei). Grundsätzlich bieten die meisten Krankenkassen (z.B. AOK, [Die besten Entspannungsübungen bei Stress (aok.de)]) auch geförderte Kurse zur Bewegung und Entspannung an, darauf sollte Frau Michaelis explizit hingewiesen werden.

Defizite sieht Frau Michaelis im Unternehmen bei der Unterstützung im Bereich Weiterbildung. Das lässt sich an mehreren Aussagen erkennen. Hier können zur Lösung mindestens zwei Optionen angeboten werden. Zum einen ist es möglich, die Führungskraft anzusprechen, welche Möglichkeiten zur Weiterbildung zur Verfügung stehen. Ist es der Führungskraft unmöglich Angebote zu unterbreiten (keine verfügbaren Weiterbildungen, keine monetären Mittel, etc.) ist es ratsam Frau Michaelis Weiterbildungen im privaten Bereich in Anspruch zu nehmen. Das Unternehmen könnte dafür Bildungsurlaub genehmigen. Dieser steht Mitarbeitern eines Unternehmens im Rahmen des Bildungsfreistellungsgesetztes von Sachsen- Anhalt § 1 gesetzlich zu. Des Weiteren ist eine Förderung über einen Bildungsgutschein möglich. Diese Möglichkeiten des Lernens würde Frau Michaelis' organisationale Ressourcen (indirekt) und insbesondere die personalen Ressourcen (Selbstwirksamkeit, Kompetenz, etc.) stärken.

Grundsätzlich liegt es nahe, dass Frau Michaelis sich mit einigen Kreativitätstechniken auseinandersetzt. Im Verlauf von Gesprächen und der Auswertung der Fragebögen konnte festgestellt werden, dass Kreativität und Phantasie erweitert werden können. Durch das Erlernen solcher Techniken ist es für sie nachfolgend möglich, Probleme im privaten wie auch beruflichen Kontext aus einer anderen Perspektive zu betrachten und neue Möglichkeiten zur Lösung zu finden. Das Erlernen solcher Techniken ist sehr gut über Literatur (z.B. Bas Kast "Und plötzlich hat es Klick gemacht") oder das Internet möglich [beispielsweise: Kreativitätstechniken und Ideenfindung für mehr Ideen -

Ideenfindung]. Neues zu erlernen, unterstützt in der Regel immer das eigene Wohlbefinden und somit die eigenen Ressourcen.

2 Individuelle Perspektiven der Prävention

Die individuelle Perspektive der Prävention bezieht sich auf jede einzelne Person. Was kann und muss ich selber tun, um meine Gesundheit aufrecht zu erhalten oder gar zu verbessern?

DerPatient soll mit dem eigenen Verhalten gewährleisten , dass therapeutische Maßnahmen erfolgreich durchgeführt werden können. Hiermit soll die Gesundung gefördert und (chronische) Langzeiterkrankungen besser bewältigt werden.

Bevor es zu Langzeit- und/ oder Folgeerkrankungen kommt, kann der Einzelne etwas tun, um diese auszuschließen oder die Wahrscheinlichkeit einer Erkrankung zu verringern. Dazu gehören u.a. ungünstige Bedingungen am Arbeitsplatz und im Privatleben zu vermeiden oder auszuschalten und schlechte Gewohnheiten (beispielsweise zu viel Fast Food) und Süchte (wie zum Beispiel Alkohol, Tabak) abzulegen. [Bareiß et al, 2016]

2.1 Gesundheits- und Patientencoaching

Um die einführend genannten Maßnahmen durchzuführen, muss die Person allerdings dazu befähigt (worden) sein. Hier ist der Punkt, an dem ein Gesundheits- oder Patientencoach seinen Aufgabenbereich findet. Der Begriff Coaching als unterstützende Dienstleistung im Gesundheitsbereich ist mittlerweile gängig. Momentan gibt es leider keine anerkannten Qualitätsstandards oder allgemeine Ausbildungsrichtlinien.

Der Betroffene, welcher Hilfe benötigt, muss in jedem Falle aus sich selbst heraus die Entscheidung treffen, einen Coach zu Rate zu ziehen. Lippmann (2006) sagt dazu: "Zu einer Beratungsanfrage kommt es in der Regel dann, wenn das Kundensystem der Überzeugung ist, es brauche zur Bearbeitung bestimmter Anliegen Hilfe von außen." [Lippmann, 2006, S. 14] Als Kundensystem kann der Klient angesehen werden. Der Coach kann dem Klienten auf unterschiedlichste Weise Unterstützung anbieten.

In der Regel umfasst der Aufgabenbereich von Coaches im Gesundheitsbereich zuerst das Erkennen von Ressourcen beim Klienten. Denn wenn diese erkannt und benannt werden, können leichter Lösungen für die jeweilige Problemstellung gefunden werden. Diese Lösungen sollen auf vielfältige Weise Compliance und Adherence des Klienten unterstützen. Compliance beschreibt die Bereitschaft des Klienten an der Mitwirkung der Behandlung. Dies schließt das Einverständnis und das Einhalten der Therapie mit ein. Besonders wichtig ist die Compliance bei chronisch Kranken, da der Therapieerfolg unmittelbar damit zusammenhängt. Dazu gehören u.a. das regelmäßige Einnehmen verordneter Medikamente, das Einhalten einer Diät oder aber Veränderungen des Lebensstils. Hier kann der Coach unterstützend auf den Klienten einwirken.

Adherence ist eine "Weiterentwicklung" der Compliance. Während die Compliance nahezu alle Verantwortung beim Patienten ansetzt (Behandlungserfolg nur dann, wenn der Patient sich unbedingt und kritiklos an die Therapie hält), ist die Adherence ein "Kompromiss" zwischen Arzt und Patienten. Hier werden Lebensumstände und Gewohnheiten des Patienten betrachtet und ein gemeinsamer Konsens gefunden. Auch hier kann der Coach unterstützend auf den Klienten einwirken. Er findet Lösungen und setzt sie gemeinsam mit dem Klienten um.

Von Gesundheitscoaching kann gesprochen werden, wenn der Klient des Coaches grundsätzlich noch gesund ist, allerdings seine Lebensumstände verbessern möchte. Der Coach steht beratend zu Seite. Er findet z.B. Möglichkeiten den passenden Sport in den Tagesablauf zu integrieren, zeigt Möglichkeiten zu einer besseren Ernährung auf, etc. Gesundheitscoaching kann demnach als primär präventive Dienstleistung angesehen werden.

Von Patientencoaching wird gesprochen, wenn der Klient tatsächlich schon erkrankt ist und nachfolgend Unterstützung benötigt, um die vom Arzt vorgeschlagene Behandlung umzusetzen.

2.2 Coachingaufgaben im "Patientenfernen Bereich"

Die in Kapitel 2.1 beschriebenen Aufgaben des Coaches gehören in den "Patientennahen Bereich". Es kann von der "direkten Arbeit am/ mit dem Klienten" gesprochen werden.

Der patientenferne Bereich bezieht sich oftmals auf "weiterführende" Aufgaben, ohne die ein gutes Coaching allerdings unmöglich ist. Oftmals unterstützen diese Aufgaben das Verständnis des Klienten über die Krankheit (was hilfreich ist bei der Therapieeinhaltung). Zu den Aufgaben des Coaches im patientenfernen Bereich gehört die Bedarfsermittlung und nachfolgend die Klientensteuerung. Das regionale Umfeld (Versorgungsregion) muss ermittelt und Versorgungsnetze müssen qualitativ bewertet werden. Dies kann objektiv und subjektiv geschehen. Je nach Klient kann dann beispielsweise ein Arzt oder Physiotherapeut in der Nähe gefunden werden, dessen Behandlungen als sehr effizient gelten. Manchen Klienten ist ein warmer, persönlicher Umgang wichtiger als reine Effizienz, dieser nimmt dann wahrscheinlich auch einen weiteren Weg zum entsprechenden Arzt oder Therapeuten in Kauf.

Eine der wichtigsten Aufgaben im patientenfernen Bereich ist die Orientierungshilfe im Dschungel des sich ständig veränderten Gesundheitssystems. Dem Klienten fehlen in der Regel das fachliche Wissen, gesetzliche Kenntnisse oder der Kontakt zu den Leistungserbringern. Der Coach ist an dieser Stelle ein Informationsvermittler. Nach der Bedarfsermittlung des Klienten obliegt es dem Coach mit seinem Wissen über diverse Behandlungsmöglichkeiten- und Orte, in der spezifischen Versorgungsregion, passende und effiziente Mittel und Wege zum Wohle des Klienten zu finden.

2.3 Coachingaufgabe: "Bewertung von Versorgungsnetzen"

Um den Klienten mit gesicherten und geprüften Informationen versorgen zu können, muss der Coach über umfangreiches Wissen über die

Versorgungsnetze in der entsprechenden Versorgungsregion des Klienten verfügen. Diese Informationen müssen objektiv und subjektiv überprüft werden, damit sie dem Klienten bei der Auswahl des passenden Leistungserbringers unterstützen.

Zu betrachtende objektive Kriterien/ Informationen sind u.a. Qualitätsberichte, Zertifikate und Leitlinien. Der Coach kann davon ausgehen, dass die Leistungserbringer sich an interne und externe Qualitätssicherungsmaßnahmen halten. Stationäre und ambulante Einrichtungen verfügen in der Regel über ein Qualitätsmanagement. Über die Qualitätsberichte, welche jedes Krankenhaus nach § 137 SGB V alle zwei Jahre veröffentlichen muss, können Informationen über die grundsätzliche Struktur und Behandlungsmöglichkeiten der Einrichtung gefunden werden. Selbiges gilt für Praxisqualitätsberichte. Zusätzlich dazu können die gesetzlich vorgeschriebenen Zertifikate zum Qualitätsmanagement im Gesundheitswesen eingesehen werden. Diese können Informationen zur bedarfsorientierten Behandlung des Klienten geben. Die Anbieter solcher Zertifikate sind vielfältig (z.B. TÜV Süd, ISO 9001). Als dritte objektive zu betrachtende Quelle für Informationen können diverse Leitlinien zu Rate gezogen werden. Diese Leitlinien sind in einem beständigen systematischen und transparenten Entwicklungsprozess, daher müssen diese in regelmäßigen Abständen auf ihre Aktualität überprüft werden. [9] In den Leitlinien werden jeweils fachspezifische Handlungsempfehlungen zu häufig auftretenden Problemen und Vorgehensweisen im medizinischen Bereich gegeben.

Beispielhaft soll der Fall Horst Finke angeführt werden. Herr Finke ist 57 Jahre alt, wohnhaft in Halle/ Saale, übergewichtig und leidet an einer Diabetes Typ 2. Er sucht Unterstützung bei einem Coach, um die Krankheit und die damit einhergehenden Behandlungen und Therapien besser zu verstehen, umzusetzen und zu bewältigen. Herr Finke hat seine Diagnose gerade erst vom Hausarzt erhalten und sucht zuallererst Informationen. Das Krankenhaus Martha- Maria in Halle- Dölau hat eine eigene diabetologische Abteilung, in welcher verschiedene Behandlungsformen angeboten werden. [Diabetologie Krankenhaus Martha-Maria Halle-Dölau | Krankenhaus Halle-Dölau] Über eine umfangreiche Diagnose, diverse Behandlungsmethoden und Schulungen zum Umgang mit der Diabetes 2, könnte Herr Finke hier auch auf kurzen Wegen, an andere Fachabteilungen verwiesen werden. Das Krankenhaus verfügt über ein Leitbild, welches den Menschen und Patienten in den Vordergrund stellt. Es verfügt über ein eigenes internes Qualitätsmanagement, ist zertifiziert nach DIN EN ISO 9001 und der aktuelle Qualitätsbericht ist einsehbar. [Qualitätsmanagement Krankenhaus Martha-Maria Halle-Dölau | Krankenhaus Halle-Dölau] Aus den gegebenen Informationen, kann sich Herr Finke ein erstes Bild über die Klinik verschaffen. Sollte der Anfahrtsweg für Herrn Finke zu lang sein oder eine prinzipielle Abneigung Krankenhäusern gegenüber bestehen, kann der Coach spezifische Arztpraxen empfehlen. Das könnte u.a. die Praxis Benecke und Herrmann- Benecke sein, mit diabetologischem Schwerpunkt. [Unser Team - Diabetologie Halle (diabetologie-halle.de)]

Wird die subjektive Seite der Qualitätskriterien betrachtet, muss sich der Coach auf seine persönliche Erfahrung oder die Erfahrungen anderer Klienten verlassen. Der Großteil der Klienten legt beispielsweise Wert auf die Nähe der entsprechenden Praxis oder Klinik. Des Weiteren spielt der Umgang eine große Rolle: Ist dieser respektvoll und freundlich? Erklärt der Arzt/ Therapeut die Behandlung ausreichend und lässt Kritik vom Klienten und Zweitmeinungen von Kollegen zu? Werden weiterführende Informationen und Beratungsangebote gegeben? Steht der Schutz der Patientendaten im Vordergrund und wird die Intimsphäre des Klienten gewahrt? Diese Fragen können und müssen je nach Klient noch ergänzt und erweitert werden, da jeder Klient andere Bedürfnisse und Krankheitsbilder hat.

Um nochmals das o.g. Beispiel von Herrn Finke zu aufzugreifen: Herr Finke sucht eine umfassende Beratung und Behandlung/ Therapie für seine Diabetes Typ 2. Einen ersten Überblick hat er schon durch die frei zugänglichen Informationen, durch Zertifikate und Qualitätsberichte bekommen. Ihm sind allerdings persönliche Meinungen wichtiger, um seine Entscheidung abschließend zu treffen. Hier kann der Coach zum einen eigene Erfahrungen mit Kliniken und Praxen wiedergeben (welche im Idealfall oben gestellte Fragen beantworten) oder Meinungen von anderen Klienten wiedergeben. So könnte eine Klientin eine medizinische Fußpflege empfehlen, welche sie möglicherweise selber in Anspruch nimmt.

Selbiges gilt für das Finden eines Personal- Trainers oder Gesundheitscoaches, den Herr Finke sucht, um mit im Alltag integriertem Sport, sein Gewicht zu reduzieren.

Wichtig ist eine relativ umfassende, verständliche, behandlungsspezifische Informationssammlung"für den Klienten, welche möglichst transparent und übersichtlich sein soll.

3 Institutionelle Perspektiven der Prävention

Die institutionelle Perspektive der Prävention beschäftigt sich vor allem mit dem betrieblichen Gesundheitsmanagement (BGM). Denn gesunde Mitarbeiter bedeuten in der Regel auch ein gesundes Unternehmen. Oftmals beschäftigen sich nur große Unternehmen mit der Gesundheit ihrer Mitarbeiter. In diesen Betrieben ist die Führungsetage bereit finanzielle Mittel zur Verfügung zu stellen, um langfristig in die Mitarbeiter zu investieren. Grundsätzlich ist es schwierig die positiven Einflüsse des Gesundheitsmanagements zu messen.

Kleine Unternehmen oder Unternehmen, welche eine hohe Mitarbeiterfluktuation in Kauf nehmen, haben meist auch kein betriebliches Gesundheitsmanagement.

Das BGM zielt darauf ab, den Arbeitsplatz und Arbeitsmittel sowie das Verhalten von Kollegen zu verbessern. Des Weiteren soll das individuelle Verhalten der Mitarbeiter so verändert werden, dass es gesundheitsförderlich(er) ist. Zwingende Voraussetzung dafür ist die aktive Beteiligung aller, um das Konzept nachhaltig umzusetzen.

3.1 Beauftragter für Gesundheitsmanagement: Ein Überblick

Grundsätzlich ist es Aufgabe der obersten Managementebene das betriebliche Gesundheitsmanagement anzustoßen. Hier werden Entscheidungen über finanzielle Mittel sowie zeitliche und personelle Ressourcen getroffen. Wurde eine Entscheidung zugunsten des BGM getroffen wird in der Regel ein

Beauftragter für das Gesundheitsmanagement eingesetzt. Somit ist der Beauftragte direkt dem Management unterstellt.

Betriebliche Gesundheitsmanager sollen qualifizierte Fachkräfte sein, welche die Abläufe des BGM entwickeln, koordinieren und umsetzten.

Die Aufgaben des Gesundheitsmanagers (GM) sind sehr vielfältig und breit gefächert. In erster Linie ist der GM ein Vermittler, Organisator und Ansprechpartner. In Zusammenarbeit mit verschiedenen anderen Interessenvertretungen und Ansprechpartnern (Betriebs- und Personalrat, Betriebsarzt, Arbeitsschutzbeauftragte, Führungskräfte, etc.) werden Ziele das BGM betreffend definiert und müssen nachfolgend umgesetzt werden. Der Gesundheitsmanager ist verantwortlich für die Steuerung dieses Prozesses. Dieser Prozess soll und muss beständig verbessert und weiterentwickelt werden. Im Zuge dessen kommt es zu einer regelmäßigen Überprüfung (z.b. durch Mitarbeiterbefragungen) des Prozesses und gegebenenfalls zu Anpassungen. Der Gesundheitsmanager koordiniert und plant Termine, beispielsweise Ernährungsseminare für die Mitarbeiter. Auch die Dokumentation des gesamten Prozesses obliegt dem GM. Der Beauftragte für Gesundheitsmanagement leistet ein Großteil der Vorarbeit für den Steuerungskreis, in dem er beispielsweise in Vorabgesprächen Meinungen und Stimmungen einfängt. Im Steuerungskreis, auf den in Kapitel 3.3 noch näher eingegangen wird, treffen alle Beteiligten am BGM zusammen. Somit wird eine regelmäßige Kommunikation sichergestellt. Externe Dienstleister wie Krankenkassen oder Berufsgenossenschaften werden durch den GM beauftragt und koordiniert.

Dem Beauftragten für Gesundheitsförderung im Unternehmen obliegt das Sammeln von neusten wissenschaftlichen Erkenntnissen. Unter deren Berücksichtigung kann der GM mit dem Steuerkreis das BGM kontinuierlich verbessern und weiterentwickeln.

Zusätzlich dazu ist es möglich, dass der Gesundheitsmanager verantwortlich ist für den Aufbau und die Weiterentwicklung eines funktionstüchtigen Multiplikatorenteams [schwerpunktpapier-ziele-und-strukturen-bgm.pdf (bund.de)]

Durch die vielfältigen Aufgaben, welche der Beauftragte für das BGM bewältigen muss, sind eine Vielzahl von Kompetenzen von Nöten. Dazu gehören: kommunikative Fähigkeiten, Organisationstalent, Diplomatie und Moderationstechniken. [Bareiß et.al 2016]

3.2 Vor- und Nachteile der direkten Unterstellung der Unternehmensführung

Der Beauftragte für Gesundheitsmanagement ist direkt der Geschäftsführung unterstellt. Durch diese direkte Unterstellung ist der GM flexibel in seiner Handlungsausführung. Entscheidungsprozesse können auf Grund der kleinen Hierarchieebene zügig umgesetzt werden.

Da der Beauftragte für Gesundheitsmanagement etwas oberhalb der Mittleren Führungsebene angesiedelt ist, kommt ihm eine Pufferfunktion zu. Er muss nach oben, in die Führungsebene Bericht erstatten und nach unten, in die Abteilungen Anweisungen umsetzen. In dieser Sandwichfunktion kann es leicht zu Überlastungen kommen. Grundsätzlich ist es daher von Nöten, dass in der Position des GM eine Person eingesetzt wird, welche gern Verantwortung übernimmt (für sich und andere), Entscheidungen trifft und umsetzt. Wichtig ist auch eine ausgeprägte Moderationsfähigkeit. In der Regel kommt es bei mehreren Beteiligten zu Diskussionen über das "Ob" und "Wie" und "Wann" einer Aktion. Demzufolge ist es hilfreich für den GM Veranstaltungen und Zusammenkünfte moderieren zu können.

Wird der betriebliche Gesundheitsschutz im Unternehmen neu aufgebaut, kann den Mitarbeitern eine hohe Priorität vermittelt werden, indem zum einen eine neue Stelle für den Gesundheitsbeauftragten geschaffen wird und zum anderen wird mit dem Einrichten eines Steuerkreises die Durchsetzungsfähigkeit zum Ausdruck gebracht. Des Weiteren wird damit verdeutlicht, dass das BGM keine einseitige Integrationsaufgabe ist, sondern übergeordnet ist.

Durch die unmittelbare Nähe des betrieblichen Gesundheitsbeauftragten zur Managementebene kann es zu einer geringeren Offenheit der Mitarbeiter bezüglich der Gesundheitsfragen kommen. An dieser Stelle ist es für den GM wichtig, den Beschäftigten zu kommunizieren, dass alle Mitarbeiterbefragungen unbedingt anonymisiert werden und der Datenschutz gewahrt wird. Nur unter diesen Umständen werden valide Zahlen das BGM betreffend erhoben werden können. Diese Daten sind zur Analyse und Auswertung nötig, um das BGM ständig zu überprüfen und gegebenenfalls anzupassen und zu verbessern.

Für den GM kann es von Nachteil sein der Führungsebene direkt unterstellt zu sein, da er auf Grund dessen beständig Informationen vom Personalrat oder dem Arbeits- und Gesundheitsschutz einholen muss. Dies kann bedingt umgangen werden, indem Beauftragte aus den jeweiligen Bereichen in den Steuerkreis mit eingebunden werden.

Möglicherweise müssen neue Schnittstellen eingerichtet werden (zur Informationsvermittlungund -einholung, Umsetzung verschiedener Themen, etc.) Damit können Prozesse verlangsamt oder gar ganz aufgehalten werden. [schwerpunktpapier-ziele-und-strukturen-bgm.pdf (bund.de)]

3.3 Der Steuerkreis und Beauftragter für das Gesundheitsmanagement

Im Gegensatz zum Arbeitsschutz ist die betriebliche Gesundheitsförderung gänzlich freiwillig. Hat sich das Management des Unternehmens dazu entschlossen ein BGM einzuführen, ist ein erster großen Schritt getan. Nachfolgend muss der betriebliche Gesundheitsbeauftragte dafür Sorge tragen, alle Beteiligten, insbesondere die Mitarbeiter, ausreichend über das Modell, die Ziele und die Umsetzung zu informieren. In Zuge dessen ist es sinnvoll einen Steuerkreis (Arbeitskreis Gesundheit, Steuerzirkel oder Gremium) zu gründen. Im Steuerkreis arbeiten verschiedene Akteure des Unternehmens zusammen. Akteure des Steuergremiums sind u.a. der Betriebsarzt, Vertreter des Personal- und Betriebsrates, der Arbeitsschutzbeauftragte, und natürlich der Gesundheitsmanager (gegebenenfalls Schwerbehindertenvertreter und/ oder Gleichstellungsbeauftragter).

Der Steuerkreis beschließt, nach ausführlicher Analyse der Gegebenheiten und Formulierung von Zielen, für ein im Unternehmen durchführbares BGM, ein "Betriebshandbuch Gesundheitsmanagement". Dieses dient als Leitfaden für alle Beteiligten. Weiter oben wurde schon darauf eingegangen, dass alle Beteiligte informiert werden sollen. [Kesting, Meifert, 2004] Dies sollte so früh wie möglich (schon im Planungsprozess) geschehen. Ein Großteil der Informationsarbeit wird vom GM geleistet. Umgesetzt werden kann dies beispielsweise in Personalversammlungen, Rundschreiben (per Mail) oder über Aushänge an der Pinnwand.

Der Beauftragte für Gesundheitsmanagement ist auch verantwortlich für das Sammeln von Informationen und der Aufbereitung dieser für alle Beteiligten (Steuerkreis, Führung, Mitarbeiter). Der GM analysiert beispielsweise den Gesundheitsbericht. Dieser sollte eine Zusammenführung von unternehmensinternen Daten und Daten der Krankenkassen sein (betriebsärztliche Diagnosen, Mitarbeiter- Fehlzeiten, Unfallstatistiken). Mit systematischen Mitarbeiterbefragungen stellt der GM die aktuelle Ist- Situation der Mitarbeiter dar. Durch diese regelmäßigen Befragungen können Wirkungen des BGM überprüft, bewertet und im Bedarfsfall angepasst werden. Auf Grund der gesammelten Informationen des GM und deren Analyse kann der Steuerkreis den aktuellen und u. U. auch den zukünftigen Handlungsbedarf einschätzen bzw. absehen. Grundsätzlich werden alle Maßnahmen des BGM dokumentiert und ausgewertet.

Der GM unterstützt den Steuerkreis beispielsweise, indem er die Führungskräfte bzw. Abteilungsleiter informiert. Die Führungskräfte tragen in ihrer Vorbildfunktion zum BGM bei. Verhalten sich die Abteilungsleiter gesundheitsfördernd, so überträgt sich dies auch auf die Mitarbeiter. Der Beauftragte für Gesundheitsmanagement ist demzufolge dafür verantwortlich die Führungskräfte über geplante Aktionen zu informieren und diese auch zur Teilnahme zu motivieren. Plant der Steuerkreis und mit ihm der GM, da er für die Umsetzung verantwortlich ist, eine "Bewegte Pause", in der die Mitarbeiter in der Arbeitszeit, am Arbeitsplatz, fünfzehn Minuten Pause mit Sport verbringen, so ist es wichtig, dass die direkten Vorgesetzten teilnehmen, um als Vorbild zu fungieren. Hierzu werden in der Regel externe Trainer hinzugezogen.

Sollen im Zuge des BGM Kantinendiagnosen (unter ernährungsphysiologischen Grundlagen) oder Arbeitsplatzanalysen (auffinden von gesundheitshemmenden

Bedingungen) kann der GM externe Experten zur Beurteilung hinzuziehen. Hier können vom GM und dem Steuerkreis Ernährungs- und/ oder Diätseminare für die Mitarbeiter angeboten werden.

Weitere Unterstützungsangebote vom Steuerkreis (und GM) können Sozialberatung, Konfliktmanagement und Fort- und Weiterbildungen sein. Durch eine betriebliche Suchtprävention (insbesondere für Führungskräfte) werden Mitarbeiter unterstützt und damit zur Hilfe zur Selbsthilfe befähigt. [Pieck, 2004]

Ziel dieser Arbeit war es einen Überblick über die Möglichkeiten der Prävention zu geben. Über verschiedene Ideen der universellen und individuellen Prävention wurde in Kapitel 1 und 2 Einblick in diese Themenfelder gewährt. Um .diese zu vervollständigen wurde ein Abriss der institutionellen Möglichkeiten in der Prävention gegeben.

Es sollte verdeutlicht werden, dass sowohl der Einzelne als auch Unternehmen in der Prävention handlungsfähig ist und sind.

Literatur- und Quellenangaben

Antonovsky, A., 1997, Salutogenese. Zur Entmystifizierung der Gesundheit, Deutsche erweiterte Herausgabe von Alexa Franke, Tübingen

Kesting, M., Meifert, M.T., Strategien zur Implementierung des Gesundheitsmanagements im Unternehmen. In Meifert, M.T., Kesting, M. (Hrsg.), Gesundheitsmanagement im Unternehmen, Konzepte Praxis Perspektiven, 2004

Lippmann, E., 2006, Coaching, Angewandte Psychologie in der Beratungspraxis, Heidelberg

Pieck, N., Prämissen der betrieblichen Gesundheitsförderung, In Faller, G. (Hrsg), Lehrbuch betriebliche Gesundheitsförderung, 2004, Bern

Richter, P., Hacker, W., 2012, Belastung und Beanspruchung, Stress, Ermüdung und Burnout im Arbeitsleben, 3.Auflage, Kröning

Udris, I., Rimann, M., Das Kohärenzgefühl: Gesundheitsressource oder Gesundheit selbst? Strukturelle und funktionale Aspekte und ein Validierungsversuch. In Wydler, H., Kolip, P., Abel, T. (Hrsg.), Salutogenese und Kohärenzgefühl, Grundlagen, Empire und Praxis eines gesundheitswissenschaftlichen Konzepts, 2000, S. 129- 147, Weinheim

Bareiß, A., Meister, A., Merk, J., 2016, Universelle Perspektive der Prävention, Studienbrief 1039-02 der SRH Fernhochschule- The Mobile University, Riedlingen

Bareiß, A., Meister, A., Merk, J., 2016, Institutionelle Perspektive der Prävention, Studienbrief 1040-02 der SRH Fernhochschule- The Mobile University, Riedlingen

Bareiß, A., Meister, A., Merk, J., 2016, Individuelle Perspektive der Prävention, Studienbrief 1041-02 der SRH Fernhochschule- The Mobile University, Riedlingen

Internetquellen

9.1 Gesundheitsförderung und Prävention – Begriffsklärung | Nationaler Gesundheitsbericht 2020 (Zuletzt aufgerufen am 25.05.2021)

BZgA-Leitbegriffe: Lebenskompetenzen und Kompetenzförderung (Zuletzt aufgerufen am 25.05.2021)

Diabetologie Krankenhaus Martha-Maria Halle-Dölau | Krankenhaus Halle-Dölau(zuletzt aufgerufen am 23.06.2021)

Die besten Entspannungsübungen bei Stress (aok.de)(Zuletzt geöffnet am 02.06.2021)

Fragebogen zur Erfassung der aktuellen Ressourcenrealisierung (RES) - PDF Free Download (docplayer.org)

https://docplayer.org/21290986-Fragebogen-zur-erfassung-der-aktuellen-ressourcenrealisierung-res.html

Kreativitätstechniken und Ideenfindung für mehr Ideen - Ideenfindung)(zuletzt aufgerufen am 23.06.2021)

Qualitätsmanagement Krankenhaus Martha-Maria Halle-Dölau | Krankenhaus Halle-Dölau (Zuletzt geöffnet am 23.06.2021)

Unser Team - Diabetologie Halle (diabetologie-halle.de)(zuletzt aufgerufen am 23.06.2021)

schwerpunktpapier-ziele-und-strukturen-bgm.pdf (bund.de)(Zuletzt geöffnet am 14.06.2021)